Paleo

La guía esencial de la dieta paleo que te ayuda a perder peso

(Libro de Recetas de la Dieta Paleo)

Paula Romero

TÉRMINOS Y CONDICIONES

Ninguna parte de este libro debe ser transmitido o reproducido en ninguna forma, incluyendo formato electrónico, impreso, escaneado, fotocopiado, audio o mecanográfico sin autorización previa por escrito del autor. Toda la información, ideas y directrices tienen solamente un propósito educativo. El autor ha intentado asegurar con mayor precisión el contenido provisto en el libro, por ende se les aconseja a los lectores seguir instrucciones bajo su propiaresponsabilidad. El autor de dicho libro no se responsabiliza por ningún daño fortuito, personal o comercial causado por la una mala interpretación de la información provista en el libro. Los lectores son animados a buscar ayuda profesional cuando sea necesario.

Tabla de contenidos

Capítulo 1

¿Por qué elegir la dieta Paleo? ¡Es muy sencillo! La dieta Paleo es una de las dietas más saludables que existen. ¡Esta gran dieta es la única que te ayuda a aumentar tu nivel de energía, tu fuerza, tu salud en general, y que te ayuda a bajar de peso al mismo tiempo! Esta dieta tiene muchos efectos positivos, y ¡verdaderamente puede cambiar tu vida para bien!

Deliciosa sopa de albóndigas italiana preparada en olla de cocción lenta

Ingredientes:

- Aproximadamente 1 ½ cucharada de harina de coco

- 1 zanahoria mediana (cortada en trozos pequeños)

- 1 cucharada de harina de linaza dorada

- 1 libra (aprox. 450 gr.) de carne molida

- ½ - 1 cucharada de condimento italiano

- 4 - 5 fetas de tocino cortadas en trozos pequeños y sin cocinar

- 1 zucchini de tamaño mediano (cortado en trozos pequeños)

- 2 dientes de ajo (picados)

- ½ cucharadita de ajo en polvo

- 1 calabaza amarilla mediana (cortada en trozos pequeños)

- 1/2 - 1 cebolla mediana (picada)

- Aproximadamente ½ cucharadita de sal marina y ½ cucharadita de pimienta recién molida

- 1 lata mediana de tomates orgánicos en cubos

- 1/4 - 1/2 taza de salsa de tomate orgánica

- Aproximadamente 1 ½ cucharadita de ajo en polvo

- 3 - 4 tazas de caldo de pollo bajo en sodio

Preparación:

1. En primer lugar, asegúrese de contar con todos los ingredientes. Coloque la carne molida, el ajo en polvo, la harina de linaza, la harina de coco y la pasta de tomate en un recipiente de tamaño mediano o grande.

2. Mezcle bien con las manos hasta integrar todos los ingredientes.

3. Arme las albóndigas con la mano, apenas un poco más grandes que una pelota de golf.

4. Este paso es importante. Dore las albóndigas en una sartén grande hasta que se les forme una capa crocante.

5. Coloque el resto de los ingredientes en la olla de cocción lenta.

6. Agregue las albóndigas. Revuelva bien.

7. Tape la olla y cocine a fuego bajo durante 5 horas.

8. Sólo resta un último paso. Pruebe el punto de cocción. Cocine un poco más si fuera necesario.

9. Sirva y espolvoree con queso parmesano rallado.

Tiempo de cocción: 6 horas

Porciones: 4 a 5

Información nutricional (por porción):

Grasas totales: 9 gr.

Proteínas: 29,5 gr.

Fibra alimentaria: 2,5 gr.

Grasas saturadas: 3 gr.

Azúcar: 3,2 gr.

Potasio: 660 mg.

Grasas trans: 0 gr.

Calorías: 235

Colesterol: 75 mg.

Sodio: 1040 mg.

Carbohidratos: 7,5 gr.

Ensalada de guacamole deliciosamente encantadora

Ingredientes:

- 1/4 – 1/2 cebolla morada cortada en trozos pequeños

- 2 - 3 cucharadas de aceite de oliva

- 1 pinta de tomates cherry cortados al medio

- 1 - 2 aguacates cortados en trozos sin carozo

- 1 diente de ajo picado

- 1/4 – 1/2 taza de jugo de lima fresco

- Aproximadamente ½ taza de cilantro picado

- Sal y pimienta a gusto

Preparación:

1. En primer lugar, asegúrese de contar con todos los ingredientes. Mezcle en un recipiente el jugo de lima, el ajo y la pimienta.

2. Agregue el aceite de oliva y luego el aguacate, los tomates, el cilantro y las cebollas. Mezcle para combinar.

3. Por último retoque la sal y la pimienta a su gusto y sirva la ensalada.

Tiempo de preparación: 2 a 4 minutos

Tiempo de cocción: 5 a 8 minutos

Porciones: 4 a 5

Información nutricional:

Proteínas por porción: 1,5 gr.

Calorías por porción: 110 gr.

Carbohidratos netos por porción: 8 gr.

Grasas por porción: 9,2 gr.

Sabrosa sopa de zanahoria y calabaza moscada preparada en olla de cocción lenta

Ingredientes:

- Aceite para rociar sobre los vegetales antes de cocinarlos.

- 3 tazas de caldo de verduras

- Aproximadamente 1 ½ cucharada de semillas de sésamo

- 3 - 4 cucharadas de semillas de calabaza

- 1 calabaza moscada grande, pelada y cortada en cubos

- 1 taza de leche de almendras

- 1 pizca de canela en polvo

- 1/2 cebolla mediana (picada)

- 1 pizca de sal marina y 1 pizca de pimienta recién molida

- Aproximadamente 6 a 7 zanahorias grandes (cortadas en trozos pequeños)

- 2 - 3 fetas de tocino, cocinadas, desmenuzadas

Preparación:

1. En primer lugar, asegúrese de contar con todos los ingredientes. Precaliente el horno a entre 350 y 360 grados Fahrenheit.

2. Distribuya los vegetales en una sola capa sobre una fuente de horno. Rocíe con aceite.

3. Condimente con sal y pimienta.

4. Cocine en el horno durante 30 a 40 minutos.

5. Este paso es importante. Voltee los vegetales después de 15 a 18 minutos.

6. Luego coloque los vegetales asados en la olla de cocción lenta.

7. Tape la olla y cocine a fuego bajo durante 4 horas, o hasta que estén blandos.

8. Cuando haya finalizado la cocción, agregue la leche de almendras y la canela molida.

9. Procese hasta que la preparación quede uniforme.

10. Sólo resta un último paso. Suba el fuego a fuerte y revuelva durante 5 a 6 minutos hasta que la sopa se haya calentado.

11.Sirva en tazones. Decore con el tocino desmenuzado, las semillas de sésamo y las semillas de calabaza.

Tiempo de cocción: 6 a 7 horas

Porciones: 2 a 3

Información nutricional (por porción):

Fibra alimentaria: 7 gr.

Azúcar: 10 gr.

Proteínas: 13 gr.

Calorías: 390

Grasas totales: 25 gr.

Grasas saturadas: 15 gr.

Grasas trans: 0 gr.

Colesterol: 9,8 mg.

Sodio: 690 mg.

Potasio: 1075 mg.

Carbohidratos: 30 gr.

Rápido guisado Paleo de salchicha y camote para el desayuno

Ingredientes:

- ¼ taza de leche de coco

- 1 - 2 camotes (boniato, batata) pelados y cortados en cubos

- ½ cebolla dulce grande (picada)

- Aproximadamente 1 ½ cucharadita de pimienta

- 1 cucharadita de ajo en polvo

- ¼ cucharadita de nuez moscada

- 1 ½ libra (aproximadamente 680 grs.) de salchicha para desayuno

- 1 cucharadita de sal marina

- 3 - 4 tazas de hojas verdes (espinaca, col rizada, rúcula)

- Aproximadamente 1 cucharada de aceite de coco

- 10 - 12 huevos

Preparación:

1. En primer lugar, asegúrese de contar con todos los ingredientes. Precaliente el horno a entre 350 y 360 grados Fahrenheit.

2. Derrita el aceite de coco en una sartén grande a fuego medio y agregue la salchicha.

3. Dórela y luego desármela con una cuchara de madera.

4. Bata los huevos en un recipiente grande.

5. Este paso es importante. Desmenuce el camote y la cebolla en la procesadora de alimentos.

6. Agregue la leche de coco, las hojas verdes y el condimento al recipiente donde batió los huevos.

7. Engrase una bandeja de horno de 8 x 12 con más aceite de coco.

8. Coloque la mezcla de huevos y luego la salchicha.

9. Sólo resta un último paso. Cocine bien durante 40 minutos.

10. Por último cubra con papel de aluminio y cocine durante 15 minutos más, o hasta que la preparación esté cocina en el centro.

Porciones: 8 a 9

Tiempo de preparación: 60 minutos

Información nutricional:

Grasas saturadas: 12 gr.

Proteínas: 26 gr.

Calorías: 470

Carbohidratos: 15 gr.

Azúcar: 1,4 gr.

Grasas: 32 gr.

Flan de tarta de calabaza único

Ingredientes:

- 1 - 2 huevos batidos

- 1/4 – 1/2 cucharadita de jengibre en polvo

- Aproximadamente 1 ½ cucharadita de extracto de vainilla

- 1 cucharadita de canela

- 1 taza de puré de calabaza en lata

- 1 taza de leche de coco entera

- Una pizca de sal marina

- 1/4 – 1/2 taza de jarabe de arce

- Aproximadamente 2 ½ pizcas de nuez moscada rallada

Preparación:

1. En primer lugar, asegúrese de contar con todos los ingredientes. Precaliente el horno a entre 330 y 340 grados Fahrenheit.

2. Ponga agua a hervir.

3. En un recipiente para mezclar pequeño combine la canela, la nuez moscada, el jengibre y la sal marina. En un recipiente más grande coloque el puré de calabaza, el jarabe de arce, la leche de coco, los huevos y el extracto de vainilla.

4. Este paso es importante. Luego agregue los ingredientes secos en el recipiente donde están los ingredientes líquidos y mezcle bien.

5. Vierta la preparación en recipientes de cerámica o de vidrio aptos para horno, colóquelos sobre una bandeja de horno y agregue el agua

hirviendo de modo tal que la mitad inferior de los recipientes esté sumergida en el agua.

6. Sólo resta un último paso. Coloque la bandeja en el horno y cocine durante 50 minutos hasta que al pinchar el centro del flan con un cuchillo éste salga limpio.

7. Sirva tibio o frío, según su gusto.

Tiempo de cocción: 1 hora

Porciones: 3 - 4

Ensalada Asombrosa de Fresa y Menta

Ingredientes:

- 1 pizca de sal
- Aceite de olivo – 2 cucharadas
- Fresas picadas – 2 tazas
- Menta fresca – ½ - 1 taza
- Jugo de limón -- aproximadamente 1½ - 2 cucharadas
- Pepino pelado y picado – 2 tazas

Instrucciones:

1. Antes que nada, asegúrate de tener todos los ingredientes a la mano. Ahora pela y pica los pepinos, pica las fresas y la menta fresca.
2. Finalmente, agreta todo a un tazón, y sirve.

Tiempo de preparación – 2 a 4 minutos

Tiempo de cocinado – 5 a 8 minutos

Porciones – 2

Información nutrimental:

Proteína por porción – 0 g

Calorías por porción – 70 g

Carbohidratos netos por porción – 15 g

Grasas por porción – 1 g

Maravillosa Sopa de Pollo Paleo en Olla de Cocimiento Lento

Ingredientes:

- Aproximadamente 1 cucharada de pimienta molida fresca
- 1 cucharada de hierbas de Provenza
- 1 - 2 pechugas de pollo orgánico, con hueso y piel
- Aproximadamente 1½ cucharadas de vinagre de manzana
- 1 cebolla mediana picada en cubos
- 2 muslos de pollo orgánico, con hueso y piel
- 3 - 4 tazas de agua filtrada
- 3 zanahorias picadas
- 2 - 3 tallos de apio picadas
- 1 cucharada de sal de mar

Instrucciones:

1. Antes que nada, asegúrate de tener todos los ingredientes a la mano.Coloca todos los ingredientes dentro de la olla de cocimiento lento, asegurándote de colocar el pollo encima de las verduras, con el lado del hueso hacia abajo.

2. Añade 3 - 4 tazas de agua hasta cubrir los ingredientes.

3. Este paso es importante.Cocina bien a temperatura baja durante 5 a 6 horas, hasta que la carne se separe fácilmente del hueso y las verduras se sientan suaves al pincharlas.

4. Una vez cocido, retira el pollo.Quita al pollo la piel y huesos.

5. Desmenuza el pollo usando 2 tenedores.

6. Reincorpora el pollo a la sopa. Revuelve bien.

7. Solo queda una cosa por hacer. Pruébala.Sazona si lo necesita.

8. Finalmente, sirve en tazones.

Tiempo de cocción: 5 horas

Porciones: 4 a 5

Información Nutricional por Porción:

0g Grasas Trans

31g Azúcares

25g. Proteína

7.5g. Grasa

2.2 g Grasa saturada

53g Carbohidratos

72mg Colesterol

1040mg Sodio

390 Calorías

715mg Potasio

7.5g Fibra

Omelette de Berza (Kale) Guay

Ingredientes:

- Cebollín picado fino — aproximadamente 1 - 1½ cucharadas
- Huevos – 3
- Mantequilla – 1 cucharada
- Sal y pimienta
- Berza (kale) troceada -- 1 taza
-

Instrucciones:

1. Antes que nada, asegúrate de tener todos los ingredientes a la mano. En seguida, coloca una sartén a fuego medio, añade la mantequilla y calienta.
2. Ahora agrega el kale a la sartén y cocina bien durante 5 a 8 minutos, hasta suavizar.

3. Este paso es importante.Bate los huevos en un tazón, agrega el cebollín fresco, sal, y pimienta.

4. Ahora agrega la mezcla de huevo a la sartén y mueve ésta de un lado a otro para repartir la mezcla hasta las orillas.

5. Solo queda una cosa por hacer.Cocina bien a fuego bajo hasta que la parte baja esté firme.

6. Finalmente, dobla en dos, y sirve.

Tiempo de preparación – 2 a 4 minutos

Tiempo de cocinado – 5 a 8 minutos

Porciones – 1 a 2

Información nutrimental:

Grasas por porción – 13 g

Calorías por porción – 185 g

Carbohidratos netos por porción – 4.2 g

Proteína por porción – 12 g

Super Sopa de Fajitas Paleo en Olla de Cocimiento Lento

Ingredientes:

- 1 cebolla mediana picada
- Aproximadamente 1 - 1½ cucharaditas de pimienta molida
- ½ cucharadita de comino
- 1 - 2 dientes de ajo, picados
- 1 taza de salsa
- Aproximadamente 1½ cucharaditas de sal de mar
- 1 pimiento verde picado
- 3 - 4 tazas de caldo de pollo
- Crema agria y cilantro para adornar
- ½ jalapeño, sin semillas, picado
- 1 cucharadita ají en polvo
- 1 cucharadita de paprika
- Un pollo de 700 a 800 gramos, deshuesado y sin piel
- 1 cucharadita de aceite de olivo
- 1 pimiento amarillo, picado

- Zumo de 1 limón
- 1 pimiento morrón rojo, picado

Instrucciones:

1. Antes que nada, asegúrate de tener todos los ingredientes a la mano.Lava el pollo y sécalo con un paño.Corta en cubos.
2. Coloca los ingredientes en la olla de cocimiento lento, comenzando con la salsa, después las verduras y el jalapeño.
3. Agrega el pollo.
4. Este paso es importante.Sazona.
5. Ahora agrega el caldo de pollo.
6. Cubre y cocina bien a temperatura baja unas 4 - 5 horas y media.
7. Solo queda una cosa por hacer.Revisa que el pollo esté

bien cocido.Si es necesario, cocina algo más de tiempo.

8. Finalmente, sirve en tazones.Adorna con crema agria y cilantro.

Tiempo de cocción: 3 a 4 horas

Porciones: 4 a 5

Información Nutricional por Porción:

2.5g Fibra Dietética

5.2g Azúcares

125g. Proteína

10g Carbohidratos

8.8 g Grasa saturada

0g Grasas Trans

360mg Colesterol

1450mg Sodio

1380mg Potasio

850 Calorías

30g Grasas Totales

Tortitas de Salmón de la Suerte Paleo

- Harina de coco –- 1 - 1 ½ cucharada
- Sal de mar – ¼ cucharadita
- 1 lata de salmón sin piel ni hueso
- Pimienta limón – aproximadamente 1½ cucharadita
- Cebolla pelada y cortada en cubos pequeños – 1/2
- Aceite de coco – 2 - 3 cucharadas
- Eneldo seco – 1 cucharada

Instrucciones:

1. Antes que nada, asegúrate de tener todos los ingredientes a la mano.Separa el salmón con ayuda de un tenedor, añade la cebolla, especias, y apio.

2. Mezcla y agrega poco a poco la harina de coco. Combina perfectamente.

Este paso es importante.Agrega los huevos y mezcla por un minuto.

Solo queda una cosa por hacer.Rápidamente pon una sartén mediana o grande a fuego, agrega aceite de coco y divide la mezcla en 5 piezas de unos 5 centímetros de diámetro.

3. Finalmente, agrega las tortitas a la sartén y cocina bien de 2 a 4 minutos, hasta dorar por ambos lados.

Tiempo de preparación: 2 a 4 minutos

Tiempo de cocción: 5 a 8 minutos

Porciones: 2

Información nutrimental:

Carbohidratos netos por porción – 2.8 g

Proteína por porción – 24 g

Calorías por porción – 195 g

Grasas por porción – 9 g

Rápidas frutillas a la crema

Ingredientes:

- Frutillas rebanadas y frescas – 1 - 2 tazas
- Leche de coco entera y fresca – ½ taza
- Extracto de Vainilla — 1 cucharada

Instrucciones:

1. En primer lugar, asegúrate de tener todos los ingredientes disponibles. Antes de empezar a cocinar, pon un recipiente de cobre y un batidor en la heladera entre 30 minutos.
2. Ahora, coloca las frutillas y el extracto de vainilla en el recipiente y revuelve ligeramente.
3. Cubre la mezcla y ponla en la heladera entre 35 minutos.
4. Queda solo una cosa por hacer ahora. Vierte la leche de coco en el recipiente

de cobre y bate hasta que se espese ligeramente.

5. Finalmente, coloca las frutillas rebanadas en platos individuales y cubre con la crema.

Tiempo de cocción: 40 minutos

Porciones: 4

Sabroso desayuno Paleo de burritos

Ingredientes:

- Vegetales cortados en trozos (espinaca, aceitunas negras, pimiento morrón, tomate)
- Jamón rebanado – 2 fetas (elige un jamón que se pueda doblar fácilmente y con un grosor medio)
- Huevos – 2
- Salsa de cilantro y guacamole (opcional)

Instrucciones:

1. En primer lugar, asegúrate de tener todos los ingredientes disponibles. Saltear los vegetales a fuego medio con un poco de aceite por unos 2 a 4 minutos.
2. En un recipiente hondo, batir los huevos y luego verter la mezcla de vegetales.
3. Este paso es importante. Usar una espátula para revolver la mezcla hasta que este cocinada.
4. Sacar los huevos de la sartén y

enrollarlos con el jamón.

5. Luego, volver a ponerlos en la sartén.
6. Una cosa queda por hacer. Grillar por unos 40 segundos o hasta que el jamón se tueste ligeramente.
7. Finalmente, puede servirlo con guacamole, salsa o cilantro fresco como ingrediente para decorarlos.

Tiempo de preparación: 5 a 8 minutos

Tiempo de cocción: 5 a 8 minutos

Porciones: 1 a 2

Información nutricional:

Carbohidratos netos por porción – 18 gramos

Calorías por porción – 390 gramos

Proteínas por porción – 20 gramos

Grasa por porción – 22 gramos

Alucinante chile chipotle a la cacerola con camote

Ingredientes:

- Sal marina y pimienta molida fresca – ¼ cucharadita de cada uno
- Cebolla blanca trozada – 1
- Cebolla morada trozada – 1/2
- Pimiento chipotle picado – 2
- Comino – ½ - 1 cucharadita
- Diente de ajo picado – 2
- Lata de tomates en cubos – 350 gramos
- Carne picada de cerdo, pollo o bistec – 35 gramos
- Caldo de pollo o carne – 2 tazas
- Pimentón – 1 cucharadita
- Camote trozado – 3
- Coliflor trozado – 2 tazas

Guarnición: chalotes o perejil

Instrucciones:

1. En primer lugar, asegúrate de tener todos los ingredientes disponibles.

Coloca la carne a elección, pimientos, coliflor, papas, cebollas blancas, ajo y los cubos de tomates en una cacerola de cocción lenta.

2. Ahora, verter el caldo. Revolver muy bien.
3. Este paso es importante. Cubrir y cocinar adecuadamente a fuego máximo por 3 a 4 horas, revolviendo ocasionalmente.
4. Agregar las cebollas moradas en la última hora de cocción.
5. Una cosa queda por hacer. Servir en recipientes hondos.
6. Finalmente, adornar con chalotes o perejil.

Tiempo de preparación: 4 horas

Porciones: 4 a 5

Información nutricional por porción:

Potasio: 825 miligramos

Fibra alimenticia: 8 gramos

Grasa saturada: 1.2 gramos

Azucares: 4.5 gramos

Grasa total: 17 gramos

Carbohidratos: 22.5 gramos

Grasa trans: 0

Proteínas: 23 gramos

Colesterol: 20 miligramos

Calorías: 330

Sodio: 540 miligramos

Felices camotes espiralados

Ingredientes:

- Alcaparras – 2 - 3 cucharadas
- Camotes espiralados – 5 tazas
- Tomates uva – 4 pintas
- Aceitunas Kalamata o negras trozadas y sin carozo – 20
- Morrón triturado – ¾ cucharadas
- Caldo de gallina sin sal – 2 tazas
- Perejil fresco trozado – ¼ de taza
- Puré de tomate sin sal – 2 cucharadas
- Albahaca fresca trozada – 1/2 de taza
- Aceite de oliva – ¼ de taza
- Dientes de ajo picado – 5
- Orégano deshidratado – 1 cucharadita
- Sal – 1/4 cucharadita

Instrucciones:

1. En primer lugar, asegúrate de tener todos los ingredientes disponibles.

Calienta una sartén a fuego medio.

2. Luego, agregar aceite y revolver hasta cubrir.

3. Agregar el orégano, el ajo y el morrón. Luego, cocinar adecuadamente por 2 a 4 minutos mientras revuelve constantemente.

4. Este paso es importante. Agregar le caldo, luego deja que rompa el hervor.

5. Una cosa queda por hacer. Agrega los camotes espiralados, puré de tomate y los tomates. Luego, cocinar adecuadamente por 2 a 4 minutos o hasta que las papas se ablanden.

6. Finalmente, sacar del fuego. Luego, agregar los ingredientes faltantes mientras revuelves para unir.

Tiempo de preparación: 2 a 4 minutos

Tiempo de cocción: 5 a 8 minutos

Porciones: 4 a 5

Información nutricional:

Proteína por porción: 8 gramos

Grasa por porción: 1 gramos

Carbohidratos netos por porción: 35 gramos

Calorías por porción: 340 gramos

Poderoso guiso Paleo de bife a la cacerola

Ingredientes:

- Laurel – 1 hoja
- Apio cortado – 2
- Harina de tapioca – 1 cucharada
- Tomillo – 1 cucharadita
- Cebolla grande cortada
- Diente de ajo picado – 2
- Caldo de carne – 2 - 3 tazas
- Pimentón – 1 cucharada
- Carne picada sin huesos – 1 kilo
- Ajo en polvo – 1 cucharada
- Perejil – 1 ½ cucharadita
- Champiñones cortados – 1 taza
- Zanahorias cortadas – 2 - 3
- Sal de mar y pimienta negra molida fresca – una pizca de ambos
- Arvejas congeladas – 1 taza
- Puré de tomate – 2 cucharadas

Instrucciones:

1. En primer lugar, asegúrate de tener todos los ingredientes disponibles.

Agregar la carne, vegetales, y la harina a la cacerola del guiso.

2. Revolver todo para unir los ingredientes.
3. Revolver la cebolla, ajo, apio, arvejas y luego sazonar.
4. Este paso es importante. Agregar el caldo y puré de tomate. Revolver bien.
5. Cubrir y cocinar adecuadamente a fuego lento por aproximadamente 7 horas.
6. Si la mezcla parece secarse, agregar más caldo.
7. Una cosa queda por hacer. Sacar el laurel.
8. Finalmente servir en recipientes.

Tiempo de cocción: 7 horas

Porciones: 4 a 5

Hechos nutricionales (por porción):

Grasa total: 4.5 gramos

Grasas trans: 0

Grasa saturada: 0.5 gramos

Carbohidratos: 38 gramos

Fibra alimenticia: 6 gramos

Colesterol: 0

Calorías: 230

Sodio: 1040 miligramos

Azucares: 7.5 gramos

Potasio: 560 miligramos

Proteína: 6.5 gramos

Elegantes mini camotes horneados

Ingredientes:

- Sal Kosher – ½ - 1 cucharadita
- Agua – 1 taza
- Camotes – 3
- Cebollines finamente cortados – 3 cucharaditas
- Aceite de oliva – 1 cucharadita
-

Instrucciones:

1. En primer lugar, asegúrate de tener todos los ingredientes disponibles. Pinchar los camotes con un tenedor, luego frotarlos con aceite.
2. Agregar agua a los camotes. Luego, colocarlos en un microondas. Cocinarlos a temperatura máxima por unos 8 minutos.
3. Enfriarlos ligeramente una vez cocinados.
4. Una cosa queda por hacer. Partir los camotes parcialmente a la mitad longitudinalmente. Luego, pinchar con

un tenedor.

5. Finalmente, rociar con sal y decorar con cebollines.

Tiempo de preparación: 2 a 4 minutos

Tiempo de cocción: 5 a 8 minutos

Porciones: 4 a 5

Información nutricional:

Proteínas por porción: 2 gramos

Grasa por porción: 1 gramos

Carbohidratos netos por porción: 25 gramos

Calorías por porción: 22 gramos

Riquísimo estofado chino Paleo de bistec picante

Ingredientes:

- Jerez dulce – ½ taza
- Papa roja grande cortada – 1
- Champiñones rebanados – 1/2 taza
- Cebolla grande en dado – 1
- Bistec para estofado cortado – 400 gramos
- Azúcar de coco – 2 cucharaditas
- Hojuelas de pimienta aplastadas – 1 cucharada
- Caldo de carne – 3 tazas
- Polvo de amaranta – 1 ½ cucharada
- Zanahorias grandes cortadas – 4
- Ramas de apio cortados – 3
- Aceite de aguacate – 1 cucharada
- 5 especias chinas – 1 cucharadita

Instrucciones:

1. En primer lugar, asegúrate de tener todos los ingredientes disponibles. Esparcir el aceite sobre el fondo de la cacerola.
2. Luego, agregar la carne, champiñones, apio, papa, cebolla, hojuelas de pimienta triturada, 5 especias chinas y el azúcar de coco en la cacerola. Revolver bien.
3. Verter el caldo y el jerez.
4. Este paso es importante. Agregar la sazón. Revolver correctamente.
5. Cubrir y cocinar apropiadamente a fuego lento por 5 a 6 horas.
6. Una cosa queda por hacer. Revolver en el polvo de maranta una hora antes de finalizar la cocción.
7. Finalmente, servir en recipientes.

Tiempo de cocción: 5 horas

Porciones: 8 a 9

Información nutricional (por porción):

Grasa saturada: 3 gramos

Grasas trans: 0

Azúcar: 4.5 gramos

Proteína: 16 gramos

Grasa total: 6 gramos

Carbohidratos: 10 gramos

Colesterol: 40 miligramos

Sodio: 530 miligramos

Calorías: 160

Potasio: 495 miligramos

Fibra alimenticia: 1.5 gramos

Deliciosas magdalenas paleo con harina de almendras

Ingredientes:

- 2 - 3 huevos grandes de gallinas camperas
- 2 cucharadas de miel o jarabe de arce
- 2 cucharadas de aceite de coco derretido
- 2 tazas de harina de almendras
- 1½ - 2 cucharaditas de vinagre de manzana
- ¾ - 1 de cucharadita de bicarbonato sódico
- 1/3 – 1/2 taza de puré de calabaza sin azúcar
- 1 cucharadita de sal marina

Preparación:

1. Antes que nada, asegúrate de contar con todos los ingredientes. Precalienta el horno a aproximadamente 350 °F (170 °C).
2. Luego, forra un molde para magdalenas de 12 cavidades con 10 cápsulas.
3. Este paso es importante. Combina la harina de almendras, la sal y el bicarbonato sódico (y las especias o hierbas si es que las usas).
4. Ahora mezcla los huevos, el aceite de oliva extra virgen, el vinagre, la miel y la calabaza en un tazón pequeño (incorpora en este momento la ralladura o los extractos si es que usas alguno).
5. Incorpora los ingredientes húmedos a los secos hasta que estén bien mezclados.

6. Ya casi está listo. Solo queda hacer una cosa más. Divide la mezcla entre las cápsulas y coloca el molde en el horno por aproximadamente 15 minutos o hasta que los bordes estén dorados y la masa esté cocida.

7. Finalmente, coloca el molde sobre una rejilla por 35 minutos y deja que las magdalenas se enfríen antes de retirarlas.

Porciones: 12 magdalenas

Tiempo total: 25 minutos

Tiempo de preparación: 10 minutos

Tiempo de cocción: 20 minutos

Bol básico de fideos de calabacín

Ingredientes:

- 1 - 2 dientes de ajo triturados
- 2 calabacines grandes
- 1 cebolla dulce pequeña
- 1 - 2 cucharadas de mantequilla de vacas alimentadas con pasto

Preparación:

1. Antes que nada, asegúrate de contar con todos los ingredientes. Haz fideos de calabacín con un espiralizador. Si no tienes uno, córtalos en tiras muy delgadas con una mandolina.
2. Déjalos a un lado.

3. Retira las capas externas de la cebolla y córtala en rodajas delgadas.

4. Calienta la mantequilla en una cacerola a fuego medio-alto hasta que se derrita.

5. Este paso es importante. Incorpora el calabacín y la cebolla y saltea hasta que estén cocidos.

6. Ahora es tu oportunidad de usar tu creatividad.

7. Condimenta los fideos como quieras, con sal y pimienta, cayena o incluso zumo de limón.

8. Si vas a agregar carne, cocínala en otra sartén y agrégala a los "fideos" cuando esté cocida.

9. Si vas a agregar hortalizas frescas, incorpóralas directamente.

10. Ya casi está listo. Solo queda hacer una cosa más. Puedes condimentarlo como quieras y acompañar cualquier comida.

11.Finalmente, coloca todo en un bol, cubre los "fideos" con los ingredientes que gustes y ¡disfruta!

Locura de huevos revueltos con pavo

Ingredientes:

- 1/4 - 1/2 de cucharadita de pimienta negra recién molida
- ½ cebolla amarilla mediana picada
- 2 - 3 huevos grandes de gallinas camperas
- ½ cucharadita de salsa picante
- 1 cucharada de aceite de coco
- 150 g de pavo molido
- ½ cucharadita de sal marina
- 1 pimiento rojo mediano picado

Preparación:

1. Antes que nada, asegúrate de contar con todos los ingredientes. Coloca una sartén mediana a fuego

medio-alto; agrega el aceite de coco y saltea las cebollas hasta que estén fragantes.

2. Ahora añade el pavo y el pimiento rojo; cocina hasta que el pavo esté listo.

3. Mientras tanto, bate los huevos en un tazón; agrega sal y pimienta.

4. Vierte los huevos en la sartén con el pavo, los pimientos y las cebollas.

5. Ya casi está listo. Solo queda hacer una cosa más. Revuelve los huevos hasta que estén cocidos.

6. Finalmente, sirve y echa un poco de salsa picante encima.

Porciones: 2 a 3

Tiempo total: 30 a 35 minutos

Tiempo de preparación: 20 minutos

Tiempo de cocción: 15 minutos

Encantadora ensalada de los grandes

Ingredientes:

- Beicon desmenuzado (opcional)
- 2 cucharadas de mantequilla (se puede sustituir con aceite de coco)
- Los ingredientes que prefieras para la base de la ensalada
- 1/2 taza de aderezo de ensalada orgánico (asegúrate de que no contenga azúcares añadidos, como fructosa, ni lácteos)
- 1 pechugas de pollo

Preparación:

1. Antes que nada, asegúrate de contar con todos los ingredientes. Calienta la mantequilla (o el aceite de coco) a fuego medio-alto en una cacerola.

2. Agrega las pechugas de pollo en rodajas y cocínalas bien. Déjalas a un lado.

3. Ya casi está listo. Solo queda hacer una cosa más. Ensambla todos los componentes necesarios para tu ensalada preferida en un bol.

4. Pon el pollo encima de la ensalada, espolvorea con beicon desmenuzado (opcional) y rocía con el aderezo elegido.

Excelentes crepas de tapioca

Ingredientes:

- 1 taza de harina de tapioca
- Acompañamientos para las crepas (prefiero la mantequilla de almendras y las bayas, pero también puedes usar canela, puré de manzana, verduras salteadas, etc.)
- 1 huevo grande de gallinas camperas
- 1 taza de leche de coco entera
- ½ - 1 cucharadita de sal marina

Preparación:

1. Antes que nada, asegúrate de contar con todos los ingredientes.

Mezcla todos los ingredientes en un tazón mediano.

2. Coloca una sartén a fuego medio y agrega 1/3 a 1/2 de taza de la mezcla cuando esté caliente. Inclina la sartén para esparcir la mezcla.

3. Ya casi está listo. Solo queda hacer una cosa más. Cocina ambos lados durante 2 a 4 minutos o hasta que estén ligeramente dorados.

4. Finalmente, sirve las crepas calientes cúbrelas con los ingredientes que desees.

Porciones: 2 a 5

Tiempo total: 40 minutos

Tiempo de preparación: 10 minutos

Tiempo de cocción: 30 minutos

Elegante guiso de res tailandés en olla de cocción lenta

Ingredientes:

- 1 cebolla amarilla mediana en rodajas
- 12 onzas de leche de coco entera en lata
- 2 tazas de zanahorias picadas
- Trozo de jengibre de 2,5 cm, pelado y picado
- 1/3 – 1/2 de taza de pasta de tomate
- 2½ cucharaditas de zumo de lima fresco
- 1 - 2 cucharadas de salsa de pescado
- ½ taza de pasta de curri rojo tailandés
- 1 cucharadita de sal marina
- 3 libras/1,36 kg de carne guisada

- 2 - 2½ cucharadas de aceite de coco (para sellar la carne)
- 1 taza de jícama pelada
- 2 dientes de ajo picados
- 2 tazas de brócoli picado

Preparación:

1. Antes que nada, asegúrate de contar con todos los ingredientes. Coloca los trozos de carne en la olla (crudos o sellados).
2. Ahora agrega los demás ingredientes a la olla (excepto el aceite, que solo debes usar para sellar la carne).
3. Este paso es importante. Remueve hasta que se combinen bien.

4. Luego tapa la olla y deja cocinar a baja temperatura por 5 horas, hasta que la carne esté cocida.

5. Ya casi está listo. Solo queda hacer una cosa más. Sirve caliente.

6. Por último, acompaña con arroz y pan pita/naan.

Tiempo de cocción: 5 horas

Porciones: 6 a 7

Información nutricional (por porción):

Grasas totales: 27 g

Grasas saturadas: 16 g

Fibra dietética: 2,8 g

Grasas trans: 0 g

Colesterol: 150 mg

Proteínas: 54 g

Carbohidratos: 15 g

Calorías: 530

Sodio: 1750 mg

Potasio: 1030 mg

Azúcares: 5 g

Hígado de ternera con cebolla

Ingredientes:

- Salvia y tomillo frescos
- 4 rebanadas de hígado de res (previamente adobadas)
- Sal marina
- 1 cebolla dulce grande
- 3 - 3½ cucharadas de manteca de cerdo o mantequilla

Preparación:

1. Antes que nada, asegúrate de contar con todos los ingredientes. Corta finamente las cebollas. Derrite la manteca en una sartén antiadherente y ponla a fuego lento.
2. A continuación, agrega las hierbas y las cebollas y fríelas durante unos 15 minutos hasta que estén transparentes.

3. Retira las cebollas y colócalas en un plato aparte.

4. Este paso es importante. Aumenta el fuego a medida que agregas una cucharada más de manteca.

5. Agrega el hígado cuando la manteca esté caliente.

6. Saltea hasta que se dore o durante 2 - 4 minutos y dale la vuelta.

7. Ya casi está listo. Solo queda hacer una cosa más. Agrega rápidamente las cebollas a la sartén mientras bajas el fuego.

8. Deja que el hígado se cocine por unos 5 minutos más hasta que esté a término medio.

Tiempo de preparación: 5 a 8 minutos

Tiempo de cocción: 15 minutos

Porciones: 5

Información nutricional (por porción):

Grasas: 15 g

Calorías: 465

Carbohidratos netos: 38 g

Proteínas: 40 g

Deliciosa ternera Strogonoff

Ingredientes:

- 1/3 de taza de nata/crema de coco
- 1 cucharadita de ajo en polvo
- ½ taza de champiñones en rodajas
- 1½ cucharadita de tomillo
- 2 libras/900 g de carne para guiso
- ½ cebolla blanca mediana en rodajas
- 1 cucharadita de cebolla en polvo
- 2 cucharaditas de pimentón
- Una pizca de sal marina, pimienta molida fresca
- 2½ cucharaditas de vinagre de vino tinto

Preparación:

1. Antes que nada, asegúrate de contar con todos los ingredientes. Coloca los champiñones y las cebollas en el fondo de la olla de cocción lenta.

2. Ahora, coloca la carne, cocida o sin cocer, sobre las verduras.

3. Vierte el aderezo sobre la carne.

4. Este paso es importante. Vierte el vinagre de vino tinto en la olla.

5. Luego tapa la olla y cocina a baja temperatura durante 4-5 horas.

6. Una vez que la carne esté cocida, sube la temperatura a alta y añade la nata.

7. Ahora revuelve hasta que espese la salsa.

8. Ya casi está listo. Solo queda hacer una cosa más. Sirve caliente.

9. Finalmente, acompaña con fideos, arroz o pan naan.

Tiempo de cocción: 4 horas

Porciones: 6 a 7

Información nutricional (por porción):

Grasas saturadas: 6 g

Proteínas: 47 g

Grasas trans: 0 g

Colesterol: 130 mg

Sodio: 870 mg

Azúcares: 1,5 g

Potasio: 800 mg

Carbohidratos: 4 g

Calorías: 320

Grasas totales: 12 g

Fibra dietética: 1,2 g

Magdalenas de plátano y nueces sin gluten

Ingredientes:

- 3 tazas de harina de almendras sin piel
- 1½ - 2 cucharada de jarabe de arce puro
- 5 - 6 cucharadas de aceite de coco
- 3 plátanos maduros pelados
- 3 - 4 ml de extracto de vainilla orgánica
- ½ taza de nueces picadas
- 3 - 4 huevos orgánicos

Preparación:

1. Antes que nada, asegúrate de contar con todos los ingredientes. Precalienta el horno a aproximadamente 320 °F (160 °C).

2. En un recipiente de vidrio, machaca los plátanos pelados con un prensador de patatas o un tenedor.

3. Agrega el extracto de vainilla, el jarabe de arce y los huevos y mezcla bien.

4. Este paso es importante. Agrega el aceite de coco y mezcla. Añade poco a poco nueces picadas y la harina de almendras y combina bien.

5. Ahora coloca la mezcla en cápsulas en un molde para magdalenas y alisa la parte superior.

6. Ya casi está listo. Solo queda hacer una cosa más. Hornea por unos 25 minutos o hasta que empiecen a dorarse ligeramente.

7. Finalmente, sirve con mantequilla fresca.

Tiempo de preparación: 5 a 8 minutos

Tiempo de cocción: 25

Porciones: 4 a 5

Información nutricional (por porción):

Carbohidratos netos: 22 g

Calorías: 185

Proteínas: 3,9 g

Grasas: 9 g

Curri picante de carne

Ingredientes:

- 1 cebolla blanca mediana picada
- 2½ - 3 cucharadas de salsa de chile
- Trozo de jengibre de 1,2 cm, pelado y picado
- 2 tazas de leche de coco entera
- 2 - 3 dientes de ajo picados
- 2½ - 3 libras/900 g de carne de res
- 2 cucharadas de curri en polvo
- 1 cucharadita de sal marina

Preparación:

1. Antes que nada, asegúrate de contar con todos los ingredientes. Coloca todos los

ingredientes en la olla de cocción lenta.

2. Ya casi está listo. Solo queda hacer una cosa más. Cocina a temperatura baja durante 4 horas.

3. Sirve caliente. Acompaña con arroz o pan pita/naan.

Tiempo de cocción: 4 horas

Porciones: 8 a 9

La espera de los hambrientos ha terminado.

Información nutricional (por porción):

Carbohidratos: 4 g

Sodio: 380 mg

Fibra dietética: 0,8 g

Proteínas: 34,5 g

Grasas totales: 8 g

Grasas saturadas: 3 g

Grasas trans: 0 g

Colesterol: 100 mg

Potasio: 500 m

Azúcares: 2 g

Calorías: 235